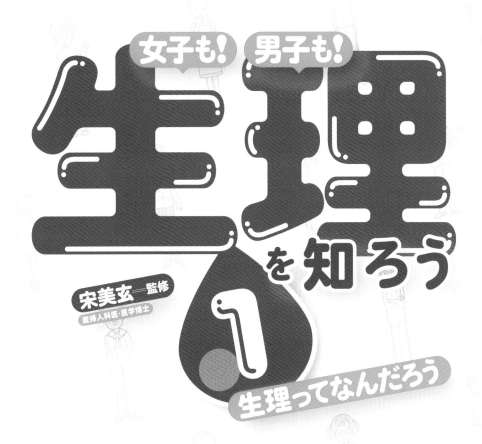

女子も！ 男子も！

生理を知ろう

を知ろう

1

生理ってなんだろう

宋美玄 ——監修
産婦人科医・医学博士

汐文社
ちょうぶん しゃ

はじめに

みなさんは、「生理」にどんなイメージを持っていますか？「生理って大変そう」「だるいしめんどう」「でも、生理のことはがまんするしかない」。そんなふうに思っている人も多いでしょう。生理がきたということは、健康な体だというあかし。そして、赤ちゃんを産める体へと成長したしるしです。けれど、これから大人になって何十年も生理の痛みをがまんしたり、生理を理由に勉強やスポーツ、仕事をあきらめたりする必要はありません。

今は生理用品の種類がたくさんあり、痛みをやわらげる薬なども増えていて、みなさんにはたくさんの選択肢があります。いろいろなうわさにふりまわされないように正しい知識を身につけて、生理とうまくつきあっていきましょう。

生理についてきちんと理解する必要があるのは、生理がある人だけではありません。生理は赤ちゃんができるしくみと関係しています。生理について知ることは、自分の体のしくみを知ることと同じように大切なことです。生理がない人も生理のことを理解していれば、家族や友だち、未来のパートナーが困っていたら助けてあげることができます。

女子も男子も、生理を知ろう！

産婦人科専門医
宋美玄

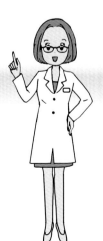

＊一般的には「生理」と呼ばれることが多いですが、正しくは「月経」といいます。この本では、わかりやすく「生理」と表現しています

＊この本に書かれている「男（男性・男の子）」「女（女性・女の子）」という表現は、あくまで体の性のことです。心の性については、3巻で紹介しています

もくじ

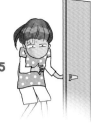

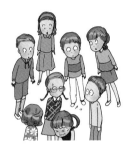

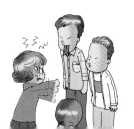

このマンガに出てくるみんなは小学5年生。あなたとにている子はいるかな？
みんなといっしょに、体と心の成長と生理について見ていこうね。

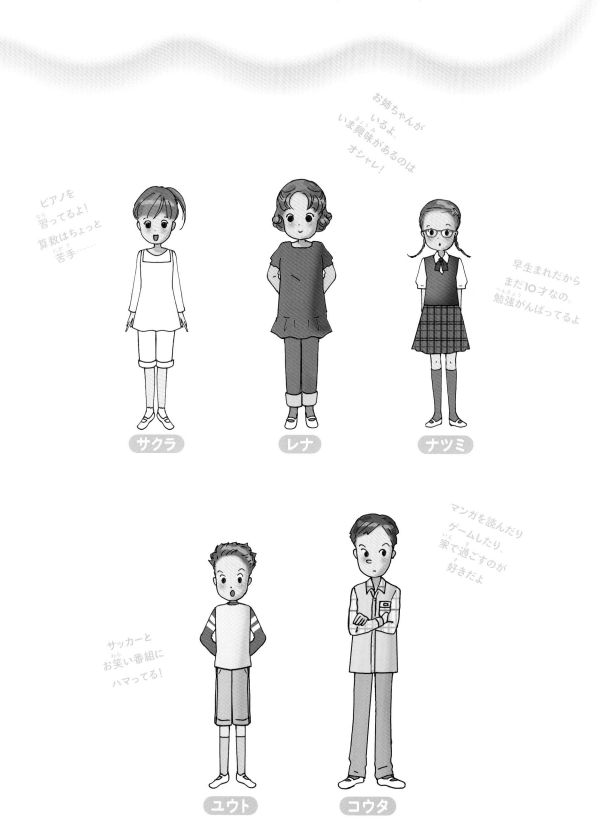

お姉ちゃんが
いるよ。
いま興味があるのは
オシャレ！

ピアノを
習ってるよ！
算数はちょっと
苦手……

早生まれだから
まだ10才なの。
勉強がんばってるよ

サクラ

レナ

ナツミ

マンガを読んだり
ゲームしたり、
家で過ごすのが
好きだよ

サッカーと
お笑い番組に
ハマってる！

ユウト

コウタ

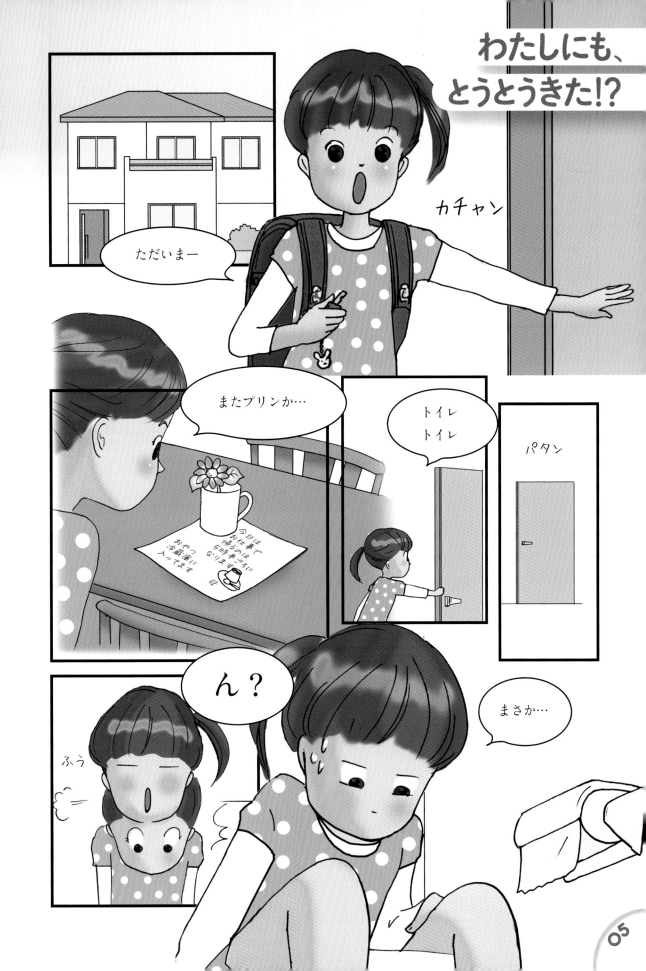

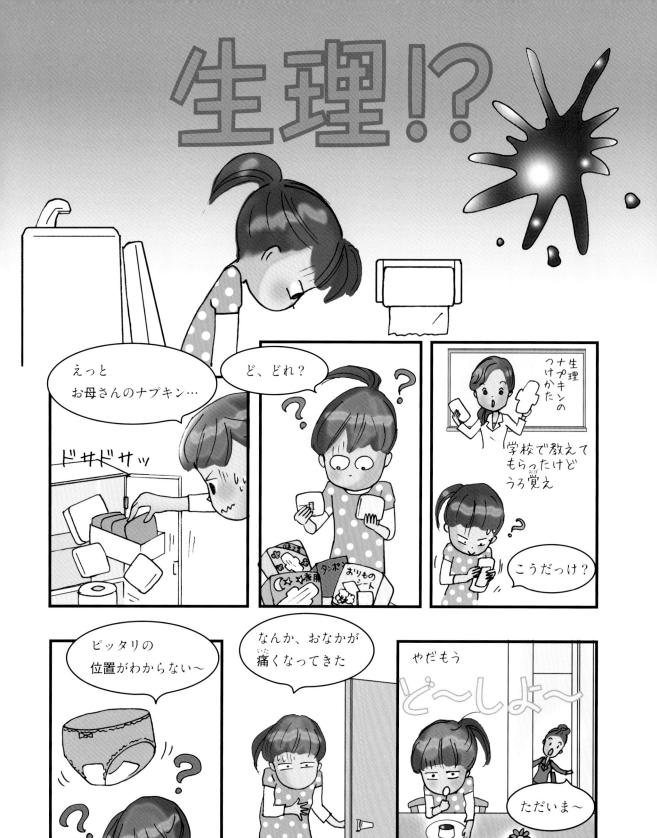

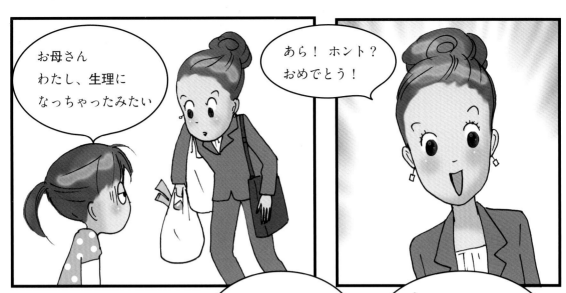

お母さん
わたし、生理に
なっちゃったみたい

あら！ ホント？
おめでとう！

ナプキン、
買いおきあったっけ？
生理用ショーツも
買っておかなきゃね

そうそう、お赤飯
たきましょうね
お祝いに！

えー
やめて。はずかしい！
お父さんに
知られたくないよ

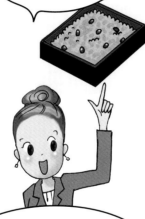

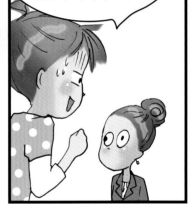

そうよね、自分のときも
イヤだったな…

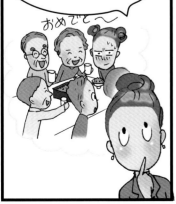

おめでと〜

じゃあこっそり
あなたの好きなもの
作ってあげる

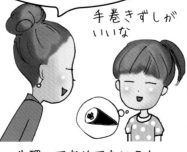

手巻きずしが
いいな

生理っておめでたいこと
なのかもしれないけど

わたしはまだなんだか不安だし
素直に喜べないな…

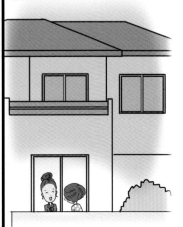

01

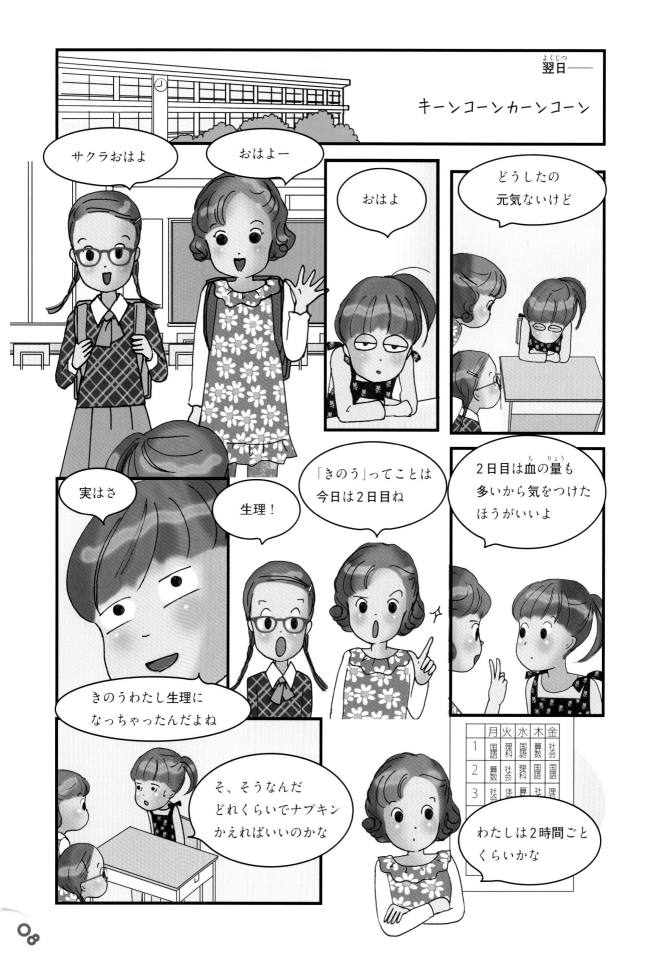

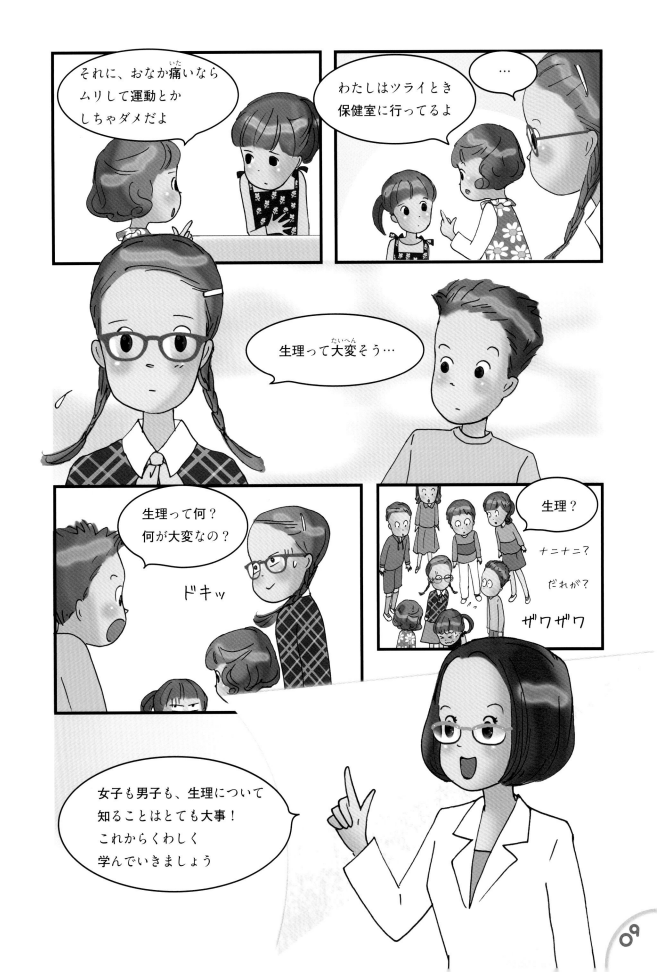

Part 1 生理ってなあに?

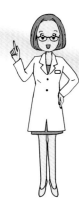

小学校高学年くらいになると、女の子の体は成長し、生理がはじまります。血がショーツ（下着）についているのを見て、生理がきたことがわかります。この血は、おなかの下にある子宮の中の内がわの膜がはがれ、血液といっしょに膣から出てきたものです。生理がきたということは、赤ちゃんを妊娠して産める体へと成長したしるしです。また、健康な体だというあかし。はじめて生理がくることを初経（初潮）といいます。まだきていない人も、男の子も、今から生理のことを知っておきましょう。

女の子の体の内がわ

男の子とはちがう、女の子の体の中を知っておきましょう。

子宮

妊娠したときに、受精卵を守り、赤ちゃんとして産めるようになるまで育てる大切な場所。縦に7.5センチ、横に5センチくらいの大きさ。

子宮内膜

子宮の内がわにある膜。だいたい1か月ごとに膜がぶあつくなり、赤ちゃんが安心してねむれるよう、おふとんの役目をしてくれます。

膣（ヴァギナ）

子宮の出口から、体の外へつながる管。赤ちゃんはここを通って産まれます。生理のときに出る経血の通り道でもあります。おしっこの出る穴とうんちの出る穴の間にあります。

卵子

新しい命のもと。精子とであった卵子は受精卵になります。

卵管

子宮から左右にのび、卵巣から送り出された卵子を受け止めて、受精卵ができれば子宮に送ります。10センチくらいの長さ。

卵巣

生まれたときから、一生分の卵子がたくわえられているところ。左右にひとつずつあります。卵子を成長させたり、脳から指令をうけ、女性ホルモンがここから送り出されたりします。

10

生理のしくみ

女性の体の中では、毎月どんなことが起きているのでしょう。

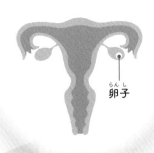

1 卵巣では、およそ1か月に1個、新しい命のもとになる卵子が成長します。

卵子

2 成長した卵子が卵巣のかたい壁をやぶり、卵巣から飛び出します。これを「排卵」といいます。卵子は卵管に吸い上げられて子宮へ。

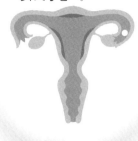

5 また1か月ほどたつと、脳からおなかの下のほうに「卵子を育てて」と指令が出されます。

はがれた子宮内膜

4 精子と卵子が受精しなければ赤ちゃんになりません。その場合、いらなくなった子宮内膜がはがれて、たくわえられていた血液（経血）や卵子といっしょに膣から外へ出されます。これが生理です。

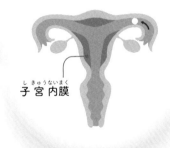
子宮内膜

3 精子と卵子が合体した受精卵のおふとんになるために、子宮の内がわの膜（子宮内膜）はふわふわにあつくなっていきます。また、卵子を育てるために必要な血液をたくわえます。

そぼくなギモン

Q. 生理がはじまるときって、何となくわかるのかなぁ。生理がきても、自分でちゃんと気がつけるのか心配。

急に身長が伸びたり、体重が増えたり、胸がふくらんで少し痛くなったりと、ほとんどの場合、はじめての生理の前はサインがあります。おりもの（22ページ）といって、クリーム色や黄色のねばっとしたものが増えてショーツ（下着）につく人もいます。けれど、何のサインもなく突然はじまることもあります。初経をむかえるのは健康なしょうこ。病気ではないから安心してね。

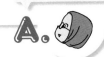
A.

生理の期間・量

▌期間

3〜7日くらいの間、血液と子宮内膜がまじりあった「経血（月経血）」というものが膣から出続けます。経血はいちどに全部出るのではなく、何日かにわたって少しずつ出ます。

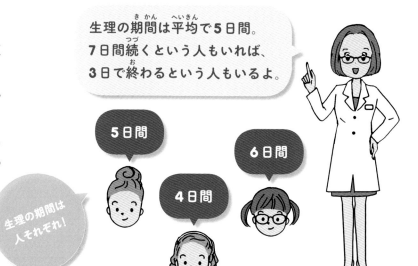

生理の期間は平均で5日間。
7日間続くという人もいれば、
3日で終わるという人もいるよ。

5日間

6日間

4日間

生理の期間は人それぞれ！

▌量

経血の量は、多い日と少ない日があります。ふつう、1日目は少なく、2日目は多くなります。多い日で1日30cc（大さじ約3ばい）、生理期間中全部合わせて20〜140ccくらいです。

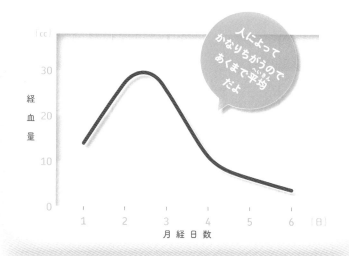

人によってかなりちがうのであくまで平均だよ

月経日数

そぼくなギモン

大さじ3ばいの血なんて、ケガでも出たことない。いきなりそんなに血が何日も出て、女の子は痛くないの？

生理といえば、"赤い血が出る"と思っている人も多いですよね。でも、茶色っぽい血や赤黒い血が出ることが多く、ケガをしたときみたいに膣がズキズキいたくなることはありません。ただ、生理のときは、おなかが痛くなったり、だるくて眠くなったりすることがあります。生理は病気ではありませんが、いつもとは体の調子がちがうということを覚えておきましょう。

生理がはじまる時期

初経をむかえる時期は、だいたい小4から中1（10〜12才）の間が多いです。タイミングは人それぞれなので、おそくても不安になることはありません。もし15才をすぎても初経がこなかったときは、おうちの人や保健室の先生に相談してみましょう。

100人の場合で見てみると

＊ユニ・チャーム株式会社調べ

小3以前	小4	小5	小6	中1	中2
6人	11人	28人	32人	17人	6人

[💧 =2人]

知っておこう！

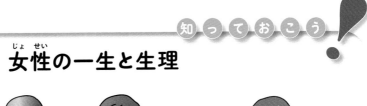

女性の一生と生活

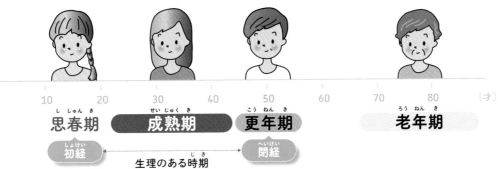

| 10 | 20 | 30 | 40 | 50 | 60 | 70 | 80 | ［才］ |

思春期　成熟期　更年期　老年期

初経　←生理のある時期→　閉経

初経のあと50才くらいまで、だいたい1か月に1回生理があります。ひとりの女性が一生に経験する生理の回数は、だいたい450回。昔の人にくらべると初経の年齢が早まり、子どもを産む回数が減った（妊娠中は生理がない）ため、生理の回数が400回も増えています。それが原因で子宮に関係する病気も増えているようです。

生理の周期

周期の数え方

生理の「周期」とは、次の生理がくるまでのサイクルのことです。生理がはじまった日から次の生理がはじまる前日までがひとつの周期。生理の周期は人それぞれで、だいたい25日から38日くらいの人が多いです。

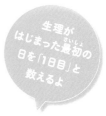

生理がはじまった最初の日を「1日目」と数えるよ

| 1 | 2 | 3 | 4 | 5 | 6 | 7 | 8 | 9 | 10 | 11 | 12 | | 19 | 20 | 21 | 22 | 23 | 24 | 25 | 26 | 27 | 28 | 1 | 2 | 3 | 4 | 5 |

月経（生理）　　　　　　　　　　　　　　　月経（生理）

28日周期の場合

生理のサイクル

生理の周期は下のように4つの期間がくり返されます。体のなかでさまざまな変化が起きるので、時期によって心や体の調子が変わることがあります。

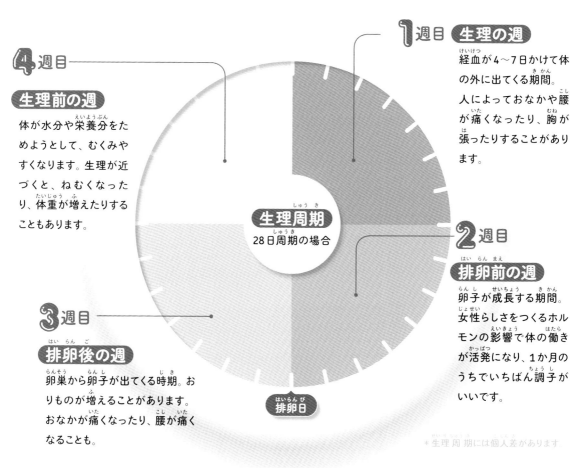

4週目

生理前の週

体が水分や栄養分をためようとして、むくみやすくなります。生理が近づくと、ねむくなったり、体重が増えたりすることもあります。

1週目 生理の週

経血が4〜7日かけて体の外に出てくる期間。人によっておなかや腰が痛くなったり、胸が張ったりすることがあります。

生理周期
28日周期の場合

2週目

排卵前の週

卵子が成長する期間。女性らしさをつくるホルモンの影響で体の働きが活発になり、1か月のうちでいちばん調子がいいです。

3週目

排卵後の週

卵巣から卵子が出てくる時期。おりものが増えることがあります。おなかが痛くなったり、腰が痛くなることも。

排卵日

＊生理周期には個人差があります

自分の生理のサイクルを知ろう

生理の日を記録しておくと、次の生理がくる時期や体調の移りかわりがわかりやすくなります。生理のリズムを知る方法を2つ紹介します。

調べかた——1

マイ生理カレンダーを作る

生理がはじまった日から終わりの日までを、カレンダーや手帳、スマホにつけておくと、次の生理がいつくるか予想がつきやすくなります。初経から2～3年は周期がはっきりしないことがありますが、そのうち自分の周期がわかってくるので心配はいりません。

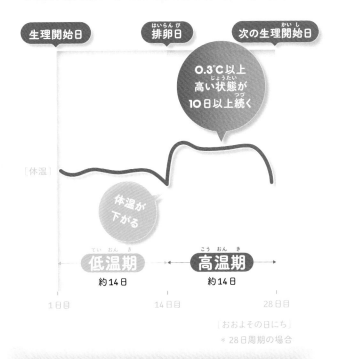

4月

日	月	火	水	木	金	土
			1	2	3	4
5	6	7	8	9	10	11
12	13	14	15	16	17	18
19	20	21	22	23	24	25
26	27	28	29	30		

生理の日や血の量、体調を記録しよう

🌙 生理の日
💧 出血が少なめ
💧💧 出血が多め

調べかた——2

基礎体温をはかる

朝、ふとんやベッドから起き上がる前に、体を動かさずにはかる体温を基礎体温といいます。基礎体温をはかって記録しておくと、次の生理がいつきそうなのかチェックできます。小学生のうちは基礎体温をはかる必要はあまりありませんが、「周期がバラバラで、次の生理がいつくるか知りたい」というときは、1か月以上基礎体温をはかって、記録してみるといいでしょう。基礎体温をはかるときは、目もりが細かい専用の体温計「婦人体温計」を使います。

生理開始日　　排卵日　　次の生理開始日

0.3℃以上高い状態が10日以上続く

[体温]

体温が下がる

低温期　約14日　　高温期　約14日

1日目　　14日目　　28日目

[おおよその日にち]
＊28日周期の場合

生理がくる2週間前、排卵が起きると、そのあとから体温がいつもより0.3℃以上高くなります。基礎体温が高くなる「高温期」が10日ほど続き、体温が下がると次の生理がはじまります。

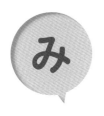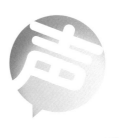

みんなの声

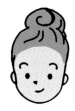

ミキ｜13才

友だちがみんな生理になったのに、わたしにはまだこないの。体重が40キロになったら生理がくるって聞いたことがあるんだけど、ホントかな？まだ胸もふくらまないし、わたしだけずっとこなかったらどうしよう。

生理がきたことをママに話したら、お祝いをしてくれるって。でもわたしは別にそんなことしてほしくない。はずかしいから、パパやお兄ちゃんには知られたくない。クラスの男子にも絶対に知られたくないよ。

サヤカ｜11才

生理は人それぞれいろんななやみや症状があるんだね

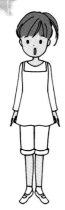

マリ｜11才

生理中はおなかが痛くて大変って聞くけれど、わたしは全然痛くないよ。学校はもちろん、体育も休んだことないし、終わりかけならプールも入っちゃう。それでも、生理中はなるべく運動しないほうがいいのかな？

生理痛がひどいの。1〜2日目はベッドから起き上がるのもツラくて、ときどき学校を休んじゃうこともあるよ。学校に行ってもねむたくて授業中だるいし、何もする気が起きない。毎月、生理がくるのがとてもゆううつ。

ユイ｜14才

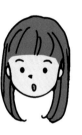

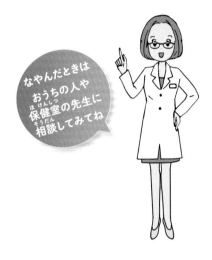

なやんだときはおうちの人や保健室の先生に相談してみてね

生理の量が多くて、特に2日目は、休み時間のたびにナプキンを変えても、もれちゃうことがあるの。下着や洋服をよごさないか、生理中はいつもハラハラしてるよ。量が多いから、実はニオイも心配……。

みんなは生理が5日くらいで終わると言っているけど、わたしは7日くらい続くこともあるの。保健の授業では、生理がはじまったばかりのころは期間がバラバラになることもあると言っていたから、大丈夫なのかな。

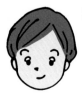

ミク｜11才

生理って
はずかしいこと?

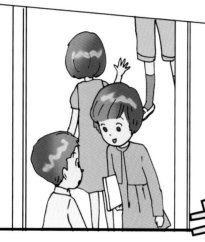

キーンコーン
カーンコーン

5年1組

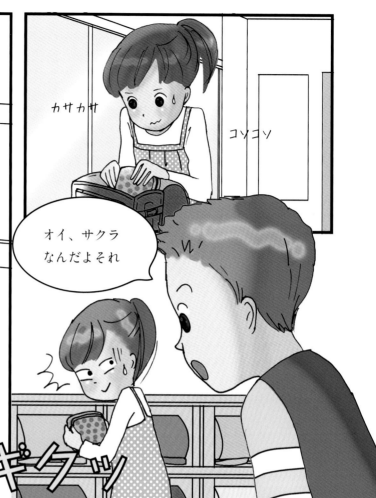

カサカサ

コソコソ

オイ、サクラ
なんだよそれ

ギクッ

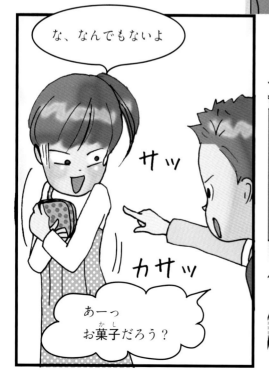

な、なんでもないよ

サッ

カサッ

あーっ
お菓子だろう?

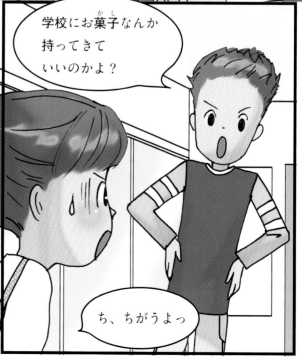

学校にお菓子なんか
持ってきて
いいのかよ?

ち、ちがうよっ

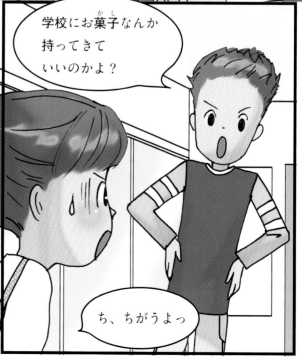

18

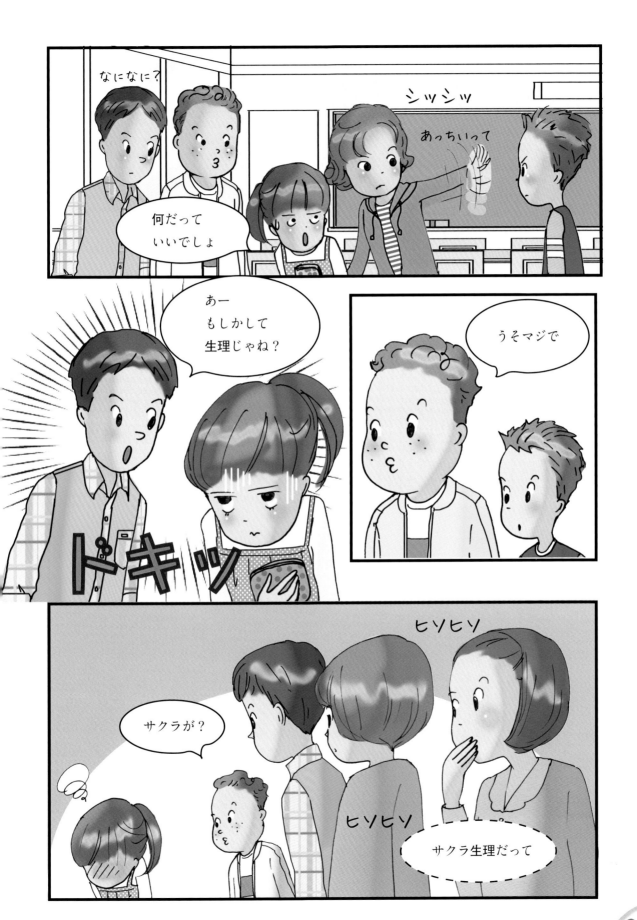

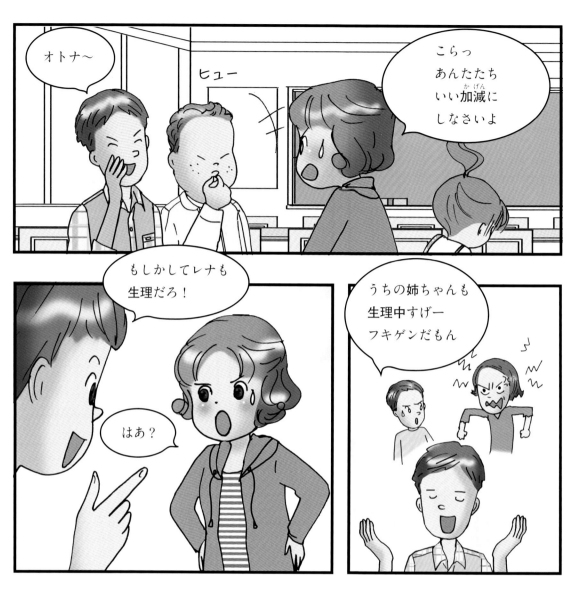

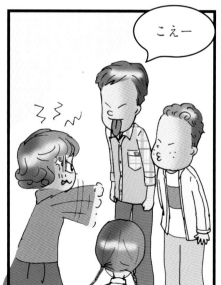

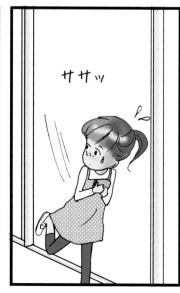

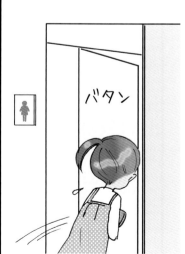

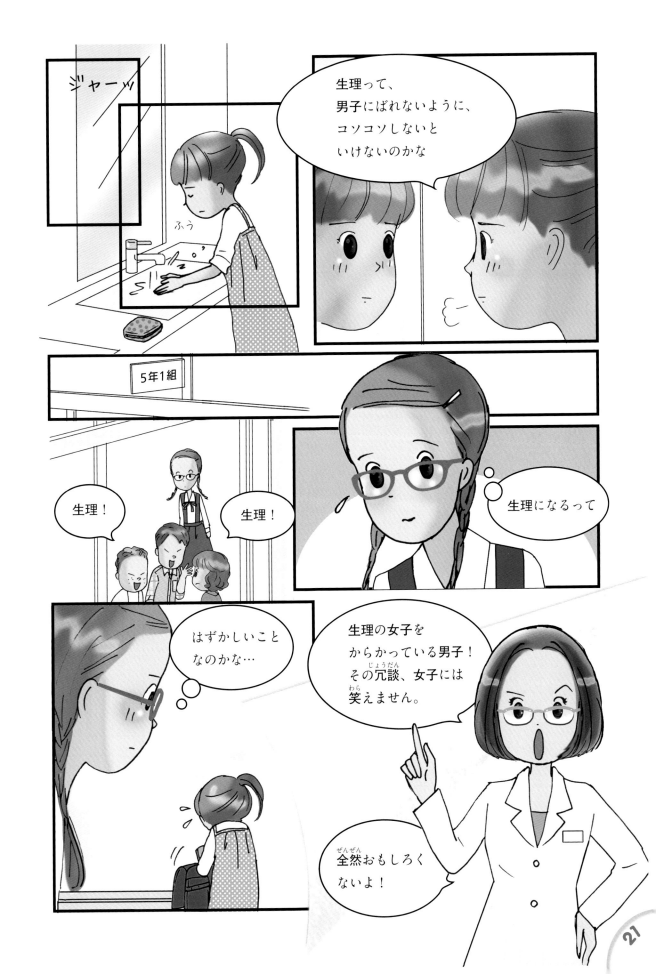

Part 2 生理とのつきあい方

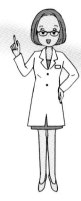

人にもよりますが、おりものがパンツについていたら、まもなく生理がはじまるというしるしです。初経をむかえる前に生理用（サニタリー）ショーツやナプキンを準備しておきましょう。女性が生理中も気持ちよく過ごせるよ

うに、いろいろな種類の生理用品が売られています。家族や友だちに、どんなものが使いやすいか聞いてみるのもよいでしょう。生理は体が成長したというあかし。はずかしいことではないので、コソコソする必要はありません。

生理のために用意しておくもの

｜ サニタリーショーツ

サニタリーショーツ（生理用ショーツ）はまたの部分が防水になっていたり、よごれが落ちやすい素材だったり、生理中も安心してはける工夫がされています。スーパーやデパートの下着コーナーで売っているので、2〜3枚買っておきましょう。

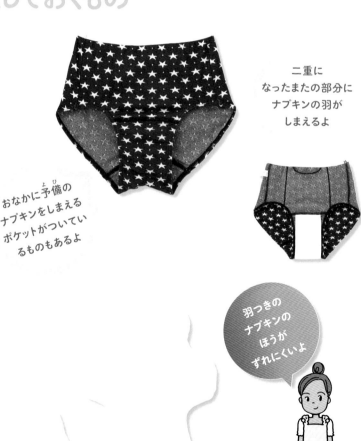

二重になったまたの部分にナプキンの羽がしまえるよ

おなかに予備のナプキンをしまえるポケットがついているものもあるよ

｜ 生理用ナプキン

生理のときに出てくる経血を受けとめてくれるのが生理用ナプキン。スーパーやドラッグストア、コンビニなどで売っています。ナプキンには羽つき（写真右）と羽なしがあります。初めのうちはつけ方を迷うことがあるので練習しておきましょう。

羽つきのナプキンのほうがずれにくいよ

生理用ナプキンの種類

経血の量や、どんなときに使うかによって、長さや厚さがちがいます。

▍昼用

経血の量が多くないときは「ふつうの日用」。経血が多いときや、長時間ナプキンをかえられないときは、より長くて安心な「多い日用」に。

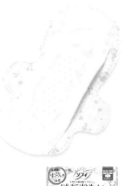

▍夜用

寝ている間は、おしりのほうから経血がパジャマやふとんにもれてしまうことがあります。夜用のナプキンはおしりのほうが広がっているので安心です。

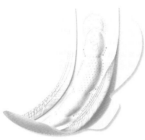

▍生理以外のときに!

パンティライナー

おりものシートとも呼ばれ、ナプキンよりも薄くて長さも短いです。生理以外のとき、おりものが多くて気になる人は使いましょう。

布ナプキン

布だけで作られたナプキン。洗ってくり返し使えます。肌が敏感な人は、布ナプキンのほうがかぶれにくいです。

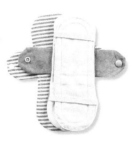

知っておこう!

こんな生理用品もあるよ

タンポン

やわらかい綿を長細くまとめたのがタンポン。膣(10ページ)の中に入れて、経血を吸い取ります。ナプキンのようにずれる心配がありません。

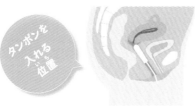
タンポンを入れる位置

月経カップ

やわらかいシリコンでできていて、タンポンのように膣の中に入れ、このカップに経血をためます。4〜8時間ごとに中身を捨て、すすいでまた使います。

月経カップを入れる位置

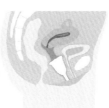

＊ 商品協力（布ナプキン、月経カップはのぞく）：株式会社ワコール、ユニ・チャーム株式会社
＊掲載商品は時期によりデザインや仕様が異なったり、取り扱いのない場合もあります

ナプキンの持ち運び方と使い方

学校に行くときや出かけるときのナプキンの持ち運び方、そして使い終わったナプキンの捨て方を覚えておきましょう。

家の外に持っていくとき

小さめのポーチに、その日使うぶんのナプキン5〜6枚を入れておきましょう。学校などでみんなの目が気になるときは、1枚ずつハンカチに包んでおいたり、ポケットつきのティッシュケースに入れたりすると、持ち運ぶのに便利。

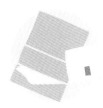

ナプキンの交換方法

ナプキンは2〜3時間に1度はトイレに行って交換しましょう。使い終わったナプキンは、そうじする人や次にトイレを使う人のことを考えて、マナーを守って捨てましょう。

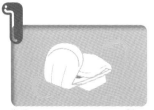

1 経血のついているほうを内がわにして小さくたたむ。

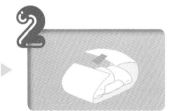

2 ナプキンの袋やトイレットペーパーに包む。

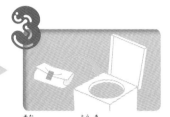

3 備えつけの容器（サニタリーボックス＊）に捨てる。
小さいゴミ袋とポーチを持っていると、サニタリーボックスがないときに持ち帰れて便利。

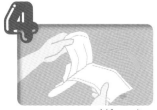

4 新しいナプキンを袋から取り出す。

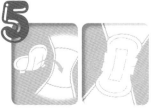

5 テープがついているほうをショーツにあてて、しっかりおさえる。羽つきの場合はぐるっとショーツに巻きつける。

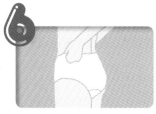

6 おしりにぴったりつくようにショーツをはく。

＊汚物入れと呼ぶこともありますが、生理は汚いものではありません。サニタリーボックスと呼びましょう。

こんな場所で突然生理になったら……

急に生理がきたとき、どうしたらいいのか知っておきましょう。

家ではじめてなったとき

家族がいれば、生理用ナプキンをもらってショーツにあてます。だれもいなくてナプキンが見あたらなければ、応急処置としてトイレットペーパーを3、4枚重ねてショーツのおまたがあたる部分においてみて。

友だちの家

相談できそうな関係ならば、友だちや友だちのお母さん、お姉さんに、ナプキンをもらえないか聞いてみましょう。難しそうならトイレを借りて、トイレットペーパーを重ねておまたにあて、早めに帰りましょう。

お出かけ中

いっしょにいる友だちなどナプキンをもらえそうな人がいなければ、近くのトイレでトイレットペーパーを重ねておまたにあてましょう。コンビニやドラッグストアでナプキンを買ったら、すぐにあててみて。

学校

保健室にはナプキンがおいてあるので、保健室の先生にナプキンをもらいましょう。クラスに生理になっている友だちがいて、相談できそうならナプキンをもらえないか聞いてみましょう。

そぼくなギモン

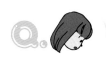

Q. 生理中でないときもナプキンを持ち歩いたほうがいいの？

A. 生理がはじまってから最初の3年くらいは、次の生理がいつくるのかはっきりしません。いつ生理がきてもいいように、小さめのポーチに1枚ナプキンを入れて持ち歩くと安心です。

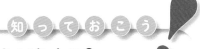

知っておこう！

下着や服がよごれてしまったらどうする？

外にいるときは

洋服に血がついたら、パーカなどを腰に巻くと他の人にわかりません。スカートなら、よごれた部分を横に持ってくると目立ちにくくなります。友だちの洋服が生理でよごれていたら、こっそり教えてあげましょう。上着やタオルを貸してあげるのもいいですね。

血のついた服を洗うときは

よごれたら、できるだけ早めに洗います。血はお湯で洗うとかたまって落ちにくくなるので、かならず水かぬるま湯を使います。よごれた場所に洗たく用洗剤をたらして手洗いしたら、洗たく機で洗いましょう。経血のよごれを落とす専用洗剤もあります。

せい かつ

生理中の生活

生理中もいつもどおりの生活で大丈夫？　気をつけたいことを紹介します。

食事

生理中だからといって、特別な食事をとる必要はありません。ふだんから栄養バランスのとれた食生活を心がけましょう。生理中は気分が落ちこみがち。好きなおやつを食べて、リラックスするのもおすすめ。

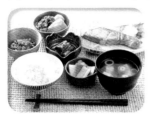

入浴・睡眠

生理中もいつもどおり、お風呂に入れます。洗い場に経血がたれたら、シャワーでさっと流しましょう。生理中は冷えやすいので、湯ぶねにゆっくりつかって体を温めると、おなかや腰の痛みがやわらぎます。

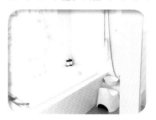

ファッション

生理中はスカートやズボンが経血でよごれることがあります。黒や紺など、できるだけよごれが目立たない色を選びましょう。生理でおなかが張ることもあるので、ゆったりした洋服を着ると楽に過ごせます。

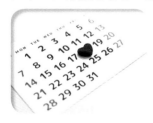

運動

体を動かすと血液の流れがよくなるので、生理中も運動はOK。でも体調が悪くてつらいときは、無理せずに体育やプールはお休みや見学を！　生理でお休みするのはサボリとはちがいます。

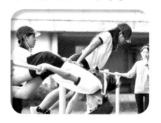

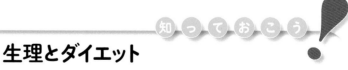
知っておこう！

生理とダイエット

思春期のダイエットが大人になっても影響するんだね

体が成長する思春期（10〜18歳ごろ）に無理なダイエットをすると、卵巣（10ページ）に十分な栄養がいかず、生理が定期的にこなくなったり、止まったりすることも。そうすると骨折しやすくなったり、妊娠しづらくなったりすることがあります。

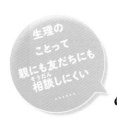

これって ウソ!? ホント!?

生理のことって親にも友だちにも相談しにくい......

うわさにまどわされずに正しい知識を身につけよう!

友だちから聞く生理にまつわるあれこれ。
そのうわさ話、ウソ!? ホント!?

Q1. 体重が40キロになったら生理がくるって本当?

体重や身長だけが目安ではありません。

初経のタイミングは人それぞれちがい、体重や身長だけでは決まりませんが、一般的に、体脂肪率が17%をこえる時期に初経をむかえるといわれています。体脂肪率とは体重のうち体脂肪がしめる割合のことで、家庭用の体重計の中には測れるものもあります。

Q2. 生理はまわりの人にうつるんでしょ?

生理は風邪などの病気ではないのでうつりません。

生理の友だちといっしょにいたら自分も生理がきた、ということがありますよね。それは「生理がくるかも」という不安やストレスで、生理が早まったのかもしれません。卵巣の働きを調節する物質が体の外に出て、「うつる」ということはありえません。

Q3. 生理中はおとなしくしていないとダメなの?

迷信です! 普段通り過ごしてください。

「生理中は甘いものNG」「あまり目を使わないように」など、いろいろなうわさがあります。そんなルールにしばられると、生理がよけいにゆううつになります。生理中こそ自分の好きなことをしたり好きなものを食べたりして、ストレスなく過ごしましょう。

Q4. 昔の女性は自分の意思で血を止めていた?

今も昔も生理の血は自分の意思では止められません。

日本ではじめて生理用ナプキンが発売されたのは1961年。それまでは、布やそまつな紙をくるくると丸めて、タンポンのように膣につめていました。そのため、長い時間外で働くことが難しかったそう。ナプキンは、女性の社会進出に欠かせない存在なのです。

男子のギモン

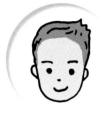

生理って男子には関係ないのに、くわしく知る必要があるの？

生理は赤ちゃんができるしくみと関係しています。だれにでも、赤ちゃんのときがあったのだから、男の子も女の子も、生理と関係のない人はいないのです。生理について知ることは、自分の体のしくみを知ることと同じように大切なことです。

生理の血ってどこから出ているの？

女性のおまたのところには、3個の穴があります。うんちとおしっこがでる穴、そしてその2つの穴の間にある膣（10ページ）です。生理のときに出る血は、おしりの穴ではなく、この膣を通ります。赤ちゃんもここを通って産まれてきます。

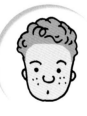

毎月生理になっていたら、いつか血がなくならないの？

生理の血は、おなかの下にある子宮の内がわの膜がはがれ、血液といっしょに膣から出てきたものです。生理はだいたい毎月きますが、血がなくなることはないので心配いりません。ただ、生理の出血によって貧血になる人もいます。

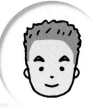

生理用品がないときは、
ティッシュでもなんとかなるの？

突然（とつぜん）生理になったときは、トイレットペーパーを何枚（なんまい）か重（かさ）ねてショーツにあてることがあります。でも、何時間もそのままでは血（ち）がもれてしまいます。生理用品（せいりようひん）は生理中にかかせないもの。だから生理用品（せいりようひん）を持（も）っている女の子をからかうのはやめましょう。

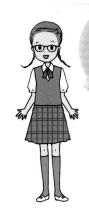

男子にも
生理のことを
わかって
ほしいよね

生理のときに体育（たいいく）を
休むのはサボり？

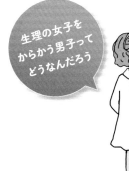

生理の女子を
からかう男子って
どうなんだろう

生理中も運動（うんどう）をして大丈夫（だいじょうぶ）ですが、痛（いた）みがあって体調（たいちょう）が悪（わる）いときは、無理（むり）をしてはいけません。よけいに体調（たいちょう）が悪（わる）くなることがあるからです。生理で体育（たいいく）を休んでいる女の子がいたら、「生理中は大変（たいへん）なんだ」ということを思いだし、そっと見守（みまも）って！

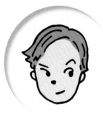

生理のときは、いつもと
体調（たいちょう）がちがうの？

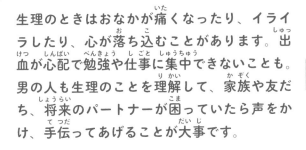

生理のときはおなかが痛（いた）くなったり、イライラしたり、心が落（お）ち込（こ）むことがあります。出血（けつ）が心配（しんぱい）で勉強（べんきょう）や仕事（しごと）に集中（しゅうちゅう）できないことも。男の人も生理のことを理解（りかい）して、家族（かぞく）や友だち、将来（しょうらい）のパートナーが困（こま）っていたら声をかけ、手伝（てつだ）ってあげることが大事（だいじ）です。

知っておきたい、考えたい、
生理のこと

この本を読んで、どんなことがわかったかな？

 生理がきたということは、健康だということ

 赤ちゃんを産める体になったということなんだね

 生理がある人もない人も、知っておかないとね！

 ちゃんと理解していれば、生理って全然はずかしいことじゃないってわかる。からかうのもおかしいよ

 生理のことをオープンに話してもいいし、男子やお父さんにかくしておきたい人は話さなくてもいいし、自分の好きにしていいんだ

 生理がある間、ずーっと痛みや不便なことをがまんすることはないんだって

 生理中の体調も、人それぞれということがわかったよ

 便利な生理用品とか痛みをやわらげる薬とか、生理期間を過ごしやすくする方法がいろいろあるんだよね

 家族と相談して、今度使ってみようかな

 生理のトラブルで困っている友だちも助けてあげられるといいよね

さくいん

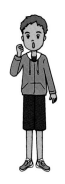

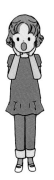

［監修］
宋美玄◉そん・みひょん

産婦人科専門医、医学博士。1976年、兵庫県神戸市生まれ。2001年に大阪大学医学部を卒業、大阪大学産婦人科に入局。周産期医療を中心に産婦人科医療に携わる。2007年、川崎医科大学産婦人科講師に就任。University College Of London Hospital に留学し、胎児超音波を学ぶ。女性の性、妊娠、出産について積極的な啓蒙活動に励んでいる。二児の母。

編
孫奈美
執筆
孫奈美｜宗円明子
デザイン
小沼宏之［Gibbon］
マンガ
小林裕美子
イラスト
小林裕美子｜小沼早苗［Gibbon］
写真
Pixta

女子も! 男子も!
生理を知ろう
❶ 生理ってなんだろう

2020年1月　初版第1刷発行
2021年6月　初版第2刷発行

監修
宋美玄
発行者
小安宏幸
発行所
株式会社汐文社
〒102-0071
東京都千代田区富士見1-6-1
TEL 03-6862-5200　FAX 03-6862-5202
https://www.choubunsha.com
印刷
新星社西川印刷株式会社
製本
東京美術紙工協業組合

ISBN978-4-8113-2539-2